Lamine Ghanem Lakhal

ECOCARDIOGRAFIA NO SERVIÇO DE URGÊNCIA

Lamine Ghanem Lakhal

ECOCARDIOGRAFIA NO SERVIÇO DE URGÊNCIA

ScienciaScripts

Cover image: www.ingimage.com

This book is a translation from the original published under ISBN 978-620-6-73035-4.

Publisher:
Sciencia Scripts
is a trademark of
Dodo Books Indian Ocean Ltd. and OmniScriptum S.R.L publishing group

120 High Road, East Finchley, London, N2 9ED, United Kingdom
Str. Armeneasca 28/1, office 1, Chisinau MD-2012, Republic of Moldova, Europe
Managing Directors: Ieva Konstantinova, Victoria Ursu
info@omniscriptum.com

Printed at: see last page
ISBN: 978-620-8-64265-5

ECOCARDIOGRAFIA NO SERVIÇO DE URGÊNCIA

DR. GHANEM LAKHAL LAMINE

ÍNDICE DE CONTEÚDOS

1. INTRODUÇÃO

A ecocardiografia transtorácica no serviço de urgência e na unidade de cuidados intensivos dá resposta a uma série de questões clássicas frequentemente colocadas pelos profissionais que trabalham nestes serviços.

A ecocardiografia é um poderoso instrumento de diagnóstico se forem seguidos os passos habituais do raciocínio médico: anamnese e exame clínico.

Trata-se de um exame "direcionado", concebido para fornecer respostas fáceis a questões clínicas simples:

O doente necessita ou não de expansão de volume?

"Avaliação do volume sanguíneo

O doente necessita de suporte de Dobutamina?

"Avaliação da função sistólica

O doente está em dificuldade respiratória devido a PAO ou infeção pulmonar?

"Avaliação das pressões de enchimento do VE

Todas estas questões, juntamente com uma pesquisa sistemática de derrame de líquido pericárdico ou derrame de líquido pleural ou de gás, devem ser respondidas de forma rápida e clara, a fim de orientar o tratamento terapêutico destes doentes.

2. AVALIAÇÃO ECOCARDIOGRÁFICA DA FUNÇÃO SISTÓLICA

2.1 AVALIAÇÃO

A melhor avaliação da função sistólica do VE é visual. Requer um operador experiente e treinado, com um olho que esteja habituado a combinar a avaliação numérica da fração de ejeção ou da fração de encurtamento com a avaliação visual da qualidade da contração.

Nos serviços de urgência e nos cuidados intensivos, esta avaliação é simples:

- A função sistólica preservada corresponde a uma fração de ejeção superior a 50%.
- A disfunção moderada do VE corresponde a uma fração de ejeção entre 35 e 45%.
- A disfunção sistólica grave do VE corresponde a uma fração de ejeção inferior a 25%.

A qualidade da contração deve ser avaliada em vários planos e nos eixos longitudinal e transversal.

2.2 AVALIAÇÃO

Ao contrário da avaliação segmentar, a avaliação global permite uma melhor avaliação da função ventricular. Os dois métodos mais utilizados são: o cálculo da fração de ejeção através do método SIMPSON e a medição do fluxo aórtico através do cálculo do VTI sub-aórtico. [1]

2.2.1 CÁLCULO DA FRACÇÃO DE EJECÇÃO

O cálculo é simples: medir o volume inicial na diástole, depois o volume terminal após o esvaziamento no final da sístole e calcular a fração de ejeção através da fórmula: [2].

FE = VTD-VTS/VTD

Este método é validado independentemente da geometria do VE, e com ou sem a presença de dissincronização.

Exemplos de dissincronização: BCRE, ACFA, distúrbios cinéticos, septo paradoxal

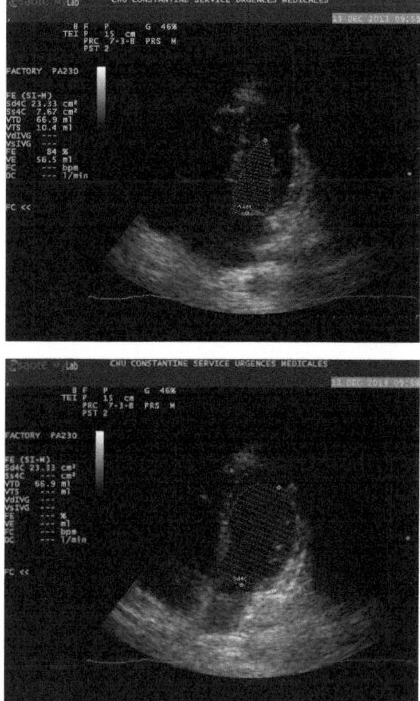

Figura 1: Volumes ventriculares em sístole e diástole[2]

O problema do método do disco é a dificuldade em detetar os contornos do endocárdio, o que requer treino e experiência. Esta deteção pode ser facilitada pela injeção de um agente de contraste [3]

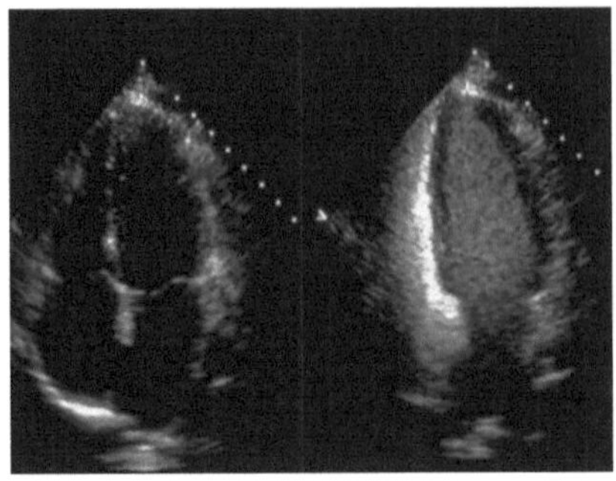

Figura 2: Ecocardiografia com meio de contraste intraventricular

2.2.2 CÁLCULO DO ITV SOB A AORTA

O integral tempo-velocidade sub-aórtico, conhecido como VTI sub-aórtico, representa a distância de ejeção de um glóbulo vermelho. O seu valor normal é de 20 cm, o que corresponde a uma capacidade de ejeção (distância de ejeção) do ventrículo esquerdo de 20 cm. Este cálculo baseia-se num corte apical de três ou cinco cavidades, o Doppler pulsado colocado sob o sigmoide aórtico, com uma janela de amostragem adequada, e a medição é visualizada com a curva de ejeção aórtica traçada

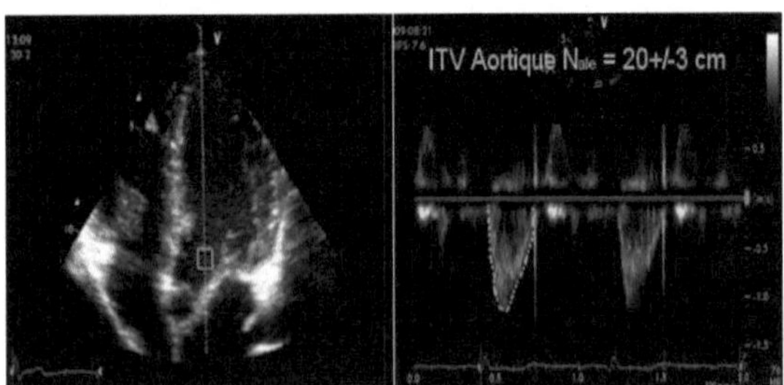

Figura 3: Cálculo do ITV sub-aórtico

O fluxo aórtico é calculado utilizando a fórmula: FLUXO AÓRTICO= ITV X FC X SUPERFÍCIE AÓRTICA

2.3 SEGMENTOS DE AVALIAÇÃO

Vários métodos são utilizados para a avaliação segmentar da função ventricular. É de salientar que os índices que utilizam a avaliação segmentar apenas são validados em doentes com boa harmonia de contração (sincronização) entre as quatro cavidades. [4][5]

2.3.1 MEDIÇÃO DA FRACÇÃO DE GORDURA VEGETAL

Esta é a técnica mais utilizada pelos cardiologistas. É rápida e fácil de executar, e dá um valor conhecido como fração de encurtamento (FE). É medida a partir de uma secção parasterenal de eixo longo, respeitando uma linha que deve ser perpendicular às diferentes paredes:

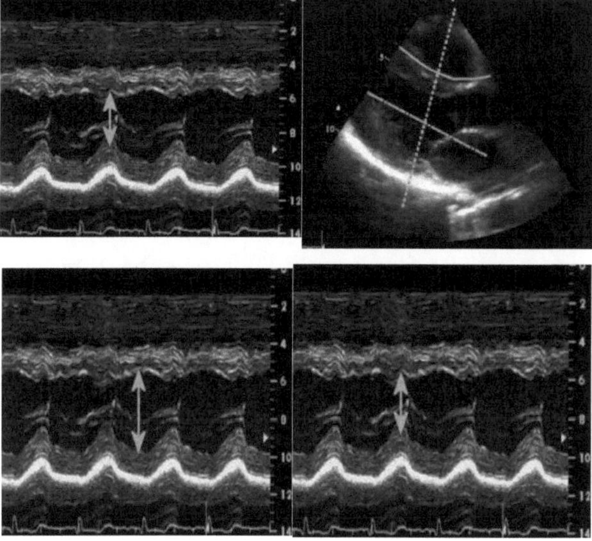

Figura 4: Medição da fração de encurtamento

A fração de encurtamento é calculada através de uma fórmula simples baseada no diâmetro da telediástole e da telesístole.

FR= DTD -DTS /DTD Normal 37+/- 8% (normal)

A ejeção pode ser calculada a partir da mesma fórmula, deduzindo o volume do diâmetro através da fórmula de Teicholz

V (ml)= $7D^3/2,4+D$

Técnica não válida se :

BCRE, septo paradoxal, distúrbios cinéticos, WPW

2.3.2 MEDIÇÃO DA VELOCIDADE DE DESLOCAÇÃO DO ANEL MITRAL LATERAL POR DOPPLER TECIDULAR

O Doppler tecidular mede a velocidade de deslocação de uma parede do miocárdio. Com base neste princípio, a medição da deslocação do anel lateral da válvula mitral durante a sístole permite avaliar a qualidade da contratilidade e, portanto, a função sistólica. O disparo do Doppler tecidular é efectuado ao nível do anel lateral da válvula mitral, obtendo-se o seguinte aspeto;[5]

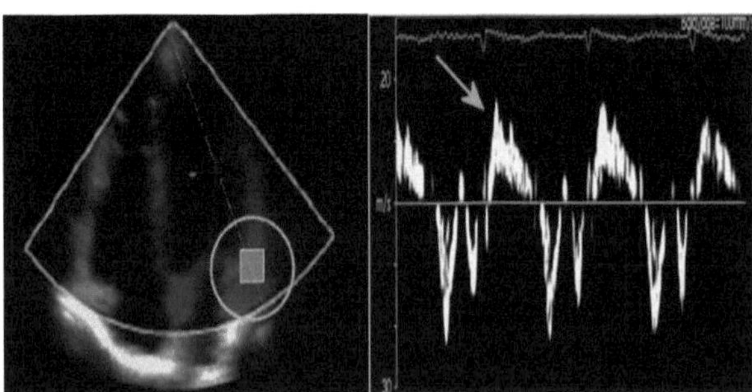

Figura 5: Doppler tecidual no anel lateral da válvula mitral

A onda positiva na sístole é denominada onda Sa. O seu valor normal é igual a 10,3 +/- 1,4 cm/s. Considera-se que a fração de ejeção é inferior a 50% se a velocidade Sa for inferior a 08 cm/s. Esta técnica rápida e simples não é válida na presença de dissincronização.

2.3.3 MEDIÇÃO DA DISTÂNCIA DE DESLOCAÇÃO DO ANEL MITRAL LATERAL POR MEIO DE DOPPLER TECIDULAR

A medição da distância de deslocamento do anel mitral lateral é um método de avaliação da qualidade da função sistólica, conhecido como MAPSE ou excursão do anel lateral da válvula mitral: [5]

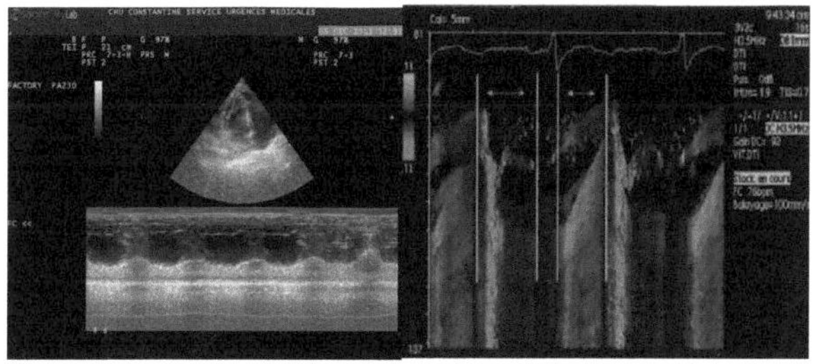

Figura 6: Distância MAPSE do deslocamento do anel lateral mitral

A distância normal de deslocamento é igual a 15 mm A ejeção é considerada inferior a 50% se esta distância MAPSE for inferior a 10 mm. Este método não é válido em casos de dissincronização.

2.4 RESUMO

A avaliação global deve ser sempre preferida à segmentar. Devido à geometria do VE, não é possível estimar a fração de ejeção ou o encurtamento do ventrículo direito. A avaliação da função sistólica do VE utiliza o TAPSE e o VTI pulmonar, sendo a função ventricular melhor avaliada visualmente.

3. AVALIAÇÃO ECOCARDIOGRÁFICA DA FUNÇÃO DIASTÓLICA

3.1 FISIOLOGIA DO LEMBRETE

A função diastólica é esquematicamente separada em duas fases: a fase de relaxamento e a fase de complacência [6].

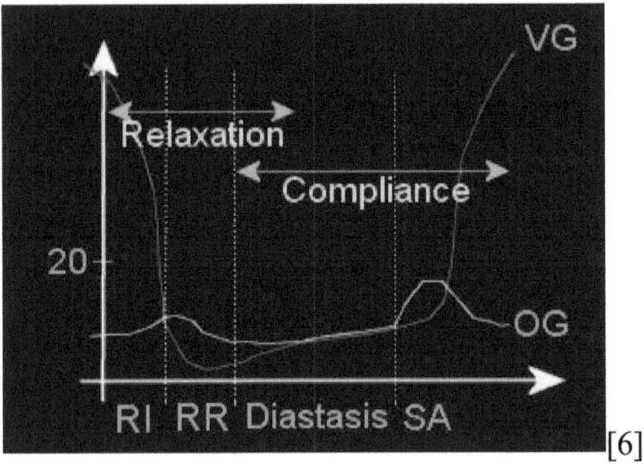

[6]

Figura 7: Fisiologia da fase diastólica

O relaxamento é uma fase ativa que ocorre com as válvulas atrioventriculares e sigmóides fechadas. O seu objetivo é reduzir a pressão intra-ventricular para permitir a abertura das válvulas atrioventriculares. A complacência é uma fase passiva, que se inicia após a abertura dos defeitos do septo atrioventricular e o início do enchimento rápido. A alteração do volume ventricular ocorre sob o efeito do enchimento e depende da complacência da parede do miocárdio.

Uma vez iniciado o processo de enchimento, têm lugar as três fases clássicas:

- Enchimento ventricular rápido
- A fase de diástase da equalização da pressão
- Enchimento ativo por contração atrial

A função diastólica é avaliada através da medição das velocidades de enchimento ventricular OG-VG para o coração esquerdo, que é medida por Doppler pulsado no ponto de coaptação das válvulas mitrais grande e pequena.

3.2 PERFIL MITRAL

O perfil mitral é um termo utilizado na prática quotidiana para dar uma ideia das pressões de enchimento do ventrículo esquerdo. É a expressão das variações das velocidades de enchimento na proto- e telediastole.

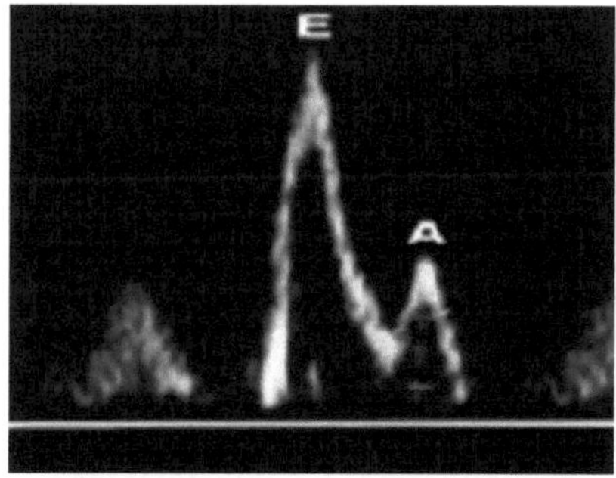

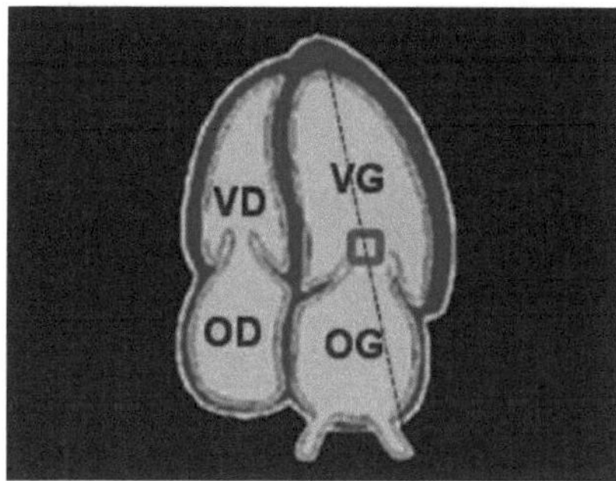

Figura 8: Perfil mitral

Este perfil é formado por duas ondas: a onda E (EARLY) é a taxa de enchimento ventricular rápido, e a onda A (ATRIUM) representa a taxa de enchimento atrial ativo . O chamado perfil mitral é determinado pela relação E/A.

3.3 OS DIFERENTES TIPOS DE PERFIL MITRAL

O rácio E/A normal situa-se entre 1 e 2. Um rácio superior a 2 representa uma perturbação da complacência e um provável aumento das pressões de enchimento à esquerda. Um rácio inferior a 1 é chamado de distúrbio de relaxamento, elimina o aumento das pressões de enchimento e é fisiológico a partir de uma certa idade[7].

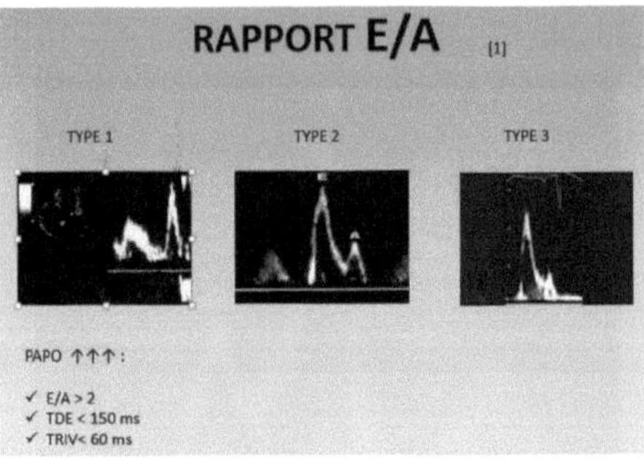

Figura 9: Classificação de Appleton do perfil mitral

O perfil de tipo 1 é conhecido como distúrbio de relaxamento. As pressões de enchimento são normais

O perfil de tipo 2 é designado por perfil normal nos jovens. É patológico nos indivíduos idosos, caso em que é designado por "normalizado". O perfil normalizado deve-se a um aumento das pressões de enchimento.

O perfil tipo 3 é sempre patológico e indica provavelmente um aumento das pressões de enchimento.

3.4 DTI MEDIÇÃO DO DOPPLER TECIDULAR

O Doppler tecidular é utilizado para medir a velocidade de movimento de uma parede ventricular.

A velocidade de fluxo do líquido (sangue), chamada v1, faz com que a parede do miocárdio se mova com outra velocidade chamada v2. Quanto maior o rácio, menor a complacência da parede. Com base no mesmo princípio, a complacência do VE é avaliada pela relação E/Ea, onde E é a velocidade do fluxo sanguíneo e Ea representa a velocidade de deslocamento da parede miocárdica. [8] Pressões de enchimento esquerdo elevadas se a relação E/Ea for superior a 14.

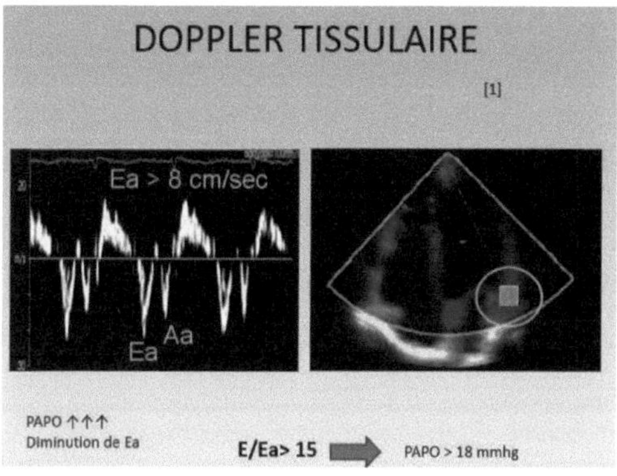

Figura 10: Avaliação das pressões de enchimento utilizando o rácio E/Ea

3.5 MEDIÇÃO DA VELOCIDADE DE PROPAGAÇÃO EM DIÁSTOLE

Nos casos de aumento das pressões de enchimento esquerdas, há aumento das velocidades de enchimento apenas na protodiástole. Entretanto, a média dessas variações de velocidade ao longo de toda a diástole é reduzida devido à alteração do gradiente VE-CO [9].

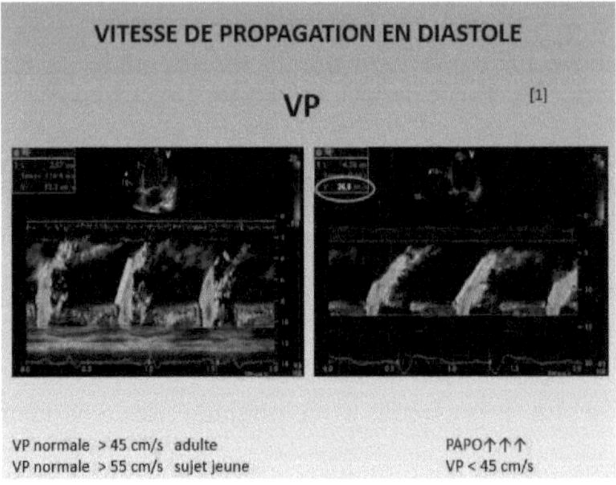

Figura 11: Velocidade de propagação do fluxo em diástole

Esta velocidade é medida através do cálculo da inclinação de abertura da válvula mitral grande em diástole, combinando Doppler colorido e modo TM. As pressões de enchimento são consideradas altas quando a VP é menor que 45 cm/s. É um índice que depende pouco das condições de carga miocárdica (pré-carga e pós-carga).

3.6 MEDIÇÃO DO FLUXO VENOSO PULMONAR

Este método é utilizado para avaliar as pressões de enchimento esquerdo quando os métodos anteriores são inconclusivos. O Doppler é posicionado ao nível da junção veia pulmonar-átrio esquerdo. O fluxo negativo por si só determina o que é conhecido como onda A pulmonar [10].

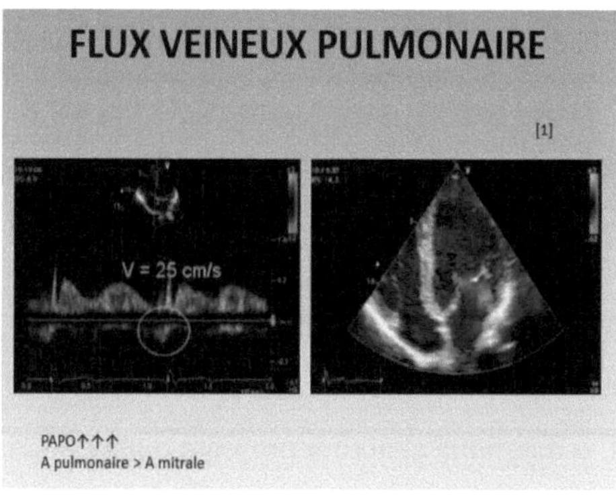

Figura 12: Fluxo venoso pulmonar

As pressões de enchimento esquerdas são consideradas altas se a onda A pulmonar for maior que a onda A do fluxo mitral em duração e amplitude.

3.7 ÍNDICES COMBINADOS

A combinação de diferentes índices é importante para uma avaliação fiável das pressões de enchimento

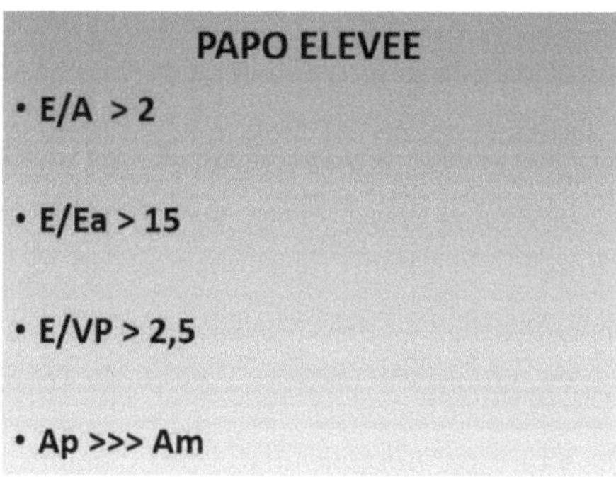

Figura 13: Índices combinados que avaliam as pressões de enchimento

Esses índices combinados utilizam quatro parâmetros: velocidade de enchimento na protodiástole **E**, velocidade de deslocamento da parede na protodiástole **Ea**, velocidade média de propagação na diástole **VP** e fluxo venoso pulmonar **FVP.**

3.8 RESUMO

Em termos práticos, o diagrama abaixo representa o método clássico das pressões de enchimento do VE. O tamanho do átrio esquerdo e a taxa de vazamento do TI não foram incluídos no diagrama[11].

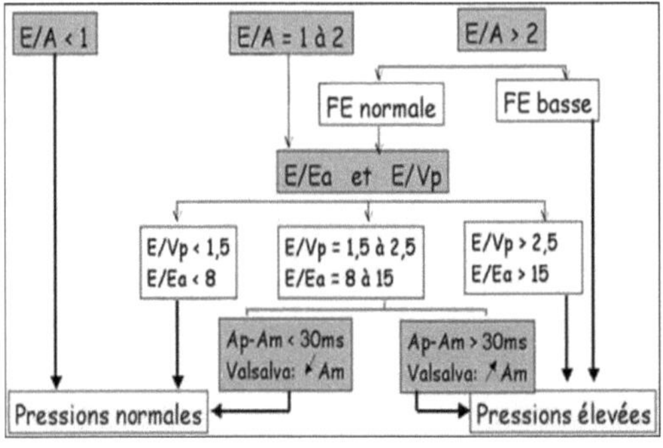

Figura 14: Resumo da avaliação da pressão de enchimento [11].

O que se utiliza atualmente são as recomendações da ESC baseadas no estudo do perfil mitral, da complacência do VE pela relação E/Ea, do tamanho do átrio esquerdo e da taxa de vazamento tricúspide[12].O principal achado no diagrama da ESC é a não utilização do tempo de desaceleração da onda E, um índice muito interessante para avaliação das pressões em pacientes com fibrilação atrial. O fluxo venoso pulmonar e a relação S/D são utilizados nos casos de disfunção sistólica do VE, e para detetar disfunção diastólica precoce (elevação da VSVE sem elevação do SOP). Uma relação E/A superior a 2 num doente com disfunção sistólica do VE é quase 100% equivalente a um POG elevado. A comparação da onda A do fluxo venoso pulmonar com a onda A do perfil mitral permite a deteção precoce de um aumento das pressões de enchimento do VE. A taxa de fuga de IT está estatisticamente bem correlacionada com a PCP (pressão capilar pulmonar em cunha).

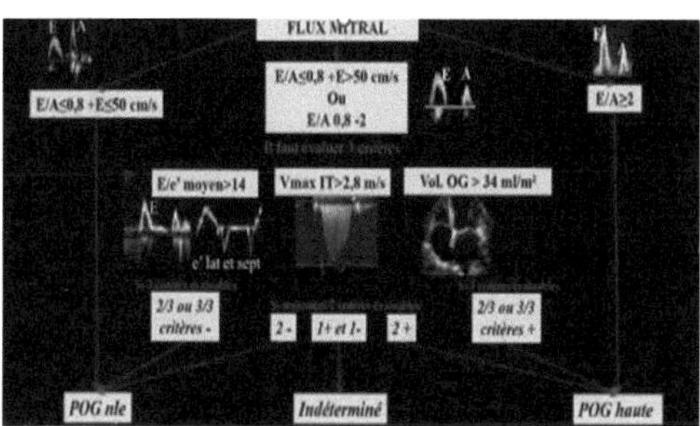

Figura 15: Avaliação das pressões de enchimento (recomendações do CES)

4. AVALIAÇÃO NÃO-INVASIVA DO FLUTTER NUM PACIENTE COM INSTABILIDADE HEMODINÂMICA

Perante qualquer instabilidade hemodinâmica, o clínico colocará as questões clássicas: Na ausência de monitorização disponível, ele utilizará parâmetros clínicos para orientar a sua expansão volémica. Os parâmetros clínicos frequentemente utilizados são o contexto de instabilidade hemodinâmica e o estado de enchimento das veias jugulares [13]

4.1 O CONTEXTO CLÍNICO

A avaliação do contexto clínico é o primeiro passo para uma abordagem prática do estado do volume sanguíneo. Um doente jovem, vítima de um acidente de viação, com as mucosas e a pele pálidas, é suscetível de estar em choque hipovolémico devido a hemorragia. Um lactente que apresente choque e diarreia é provavelmente hipovolémico. A instabilidade hemodinâmica num doente com antecedentes de cardiomiopatia dilatada não é provavelmente hipovolémica[14]. A presença de um contexto clínico de hipovolémia é um argumento suficiente para iniciar o enchimento vascular sem esperar que sejam utilizados outros métodos de volume sanguíneo.

4.2 ENCHIMENTO CLÍNICO DAS VEIAS JUGULARES EXTERNAS

O enchimento das veias jugulares externas é um fator importante a considerar na avaliação do volume sanguíneo. Veias jugulares externas bem cheias são um argumento para altas pressões de enchimento direito nas câmaras cardíacas direitas, e o choque provavelmente não é de origem hipovolémica. Veias jugulares planas num doente em insuficiência circulatória são evidência suficiente para o diagnóstico de choque hipovolémico, e para baixas pressões de enchimento direito que permitem uma expansão volémica.

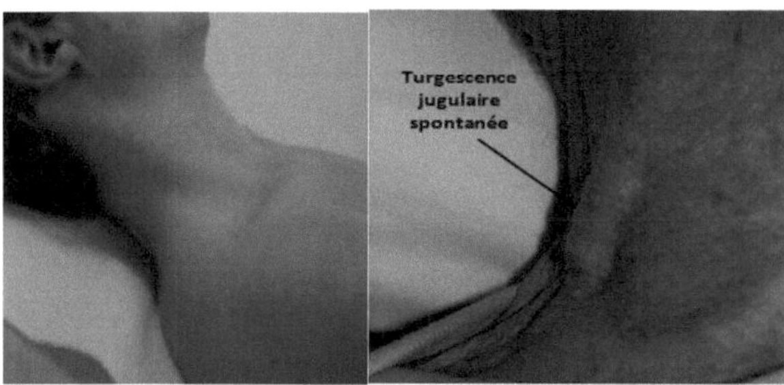

Figura 16: Avaliação das pressões de enchimento à direita com base no diâmetro das veias jugulares externas

Os índices estáticos baseiam-se na medição das pressões de enchimento esquerda e direita (PVC e PAPO) e na medição dos volumes dos dois ventrículos ou dos troncos vasculares venosos (as duas veias cavas). Estes índices estáticos são informativos apenas nos seus valores extremos. Níveis muito baixos de PVC e de PAPO podem provocar uma expansão do volume sem garantir a resposta ao enchimento (aumento do débito cardíaco). O mesmo se aplica aos volumes cavitários, os volumes ventriculares são um argumento provável para a hipovolémia sem garantir a resposta ao enchimento. [15]

4.3 O VOLUME DAS CAVIDADES VENTRICULARES

O volume das cavidades ventriculares avaliado pelo ecocardiograma é um elemento estático a ter em conta na avaliação do volume sanguíneo. Um ventrículo esquerdo dilatado, ou com um volume superior a 80 ml/área de superfície, é indicativo de pressões de enchimento elevadas ou normais. É provável que o choque não seja hipovolémico.

Um ventrículo esquerdo vazio terá um volume reduzido, levando na maioria dos casos à exclusão ventricular sistólica, que é um sinal importante de hipovolémia. Um rácio VE/DV > ou igual a 1 é provavelmente contrário a qualquer expansão de volume.

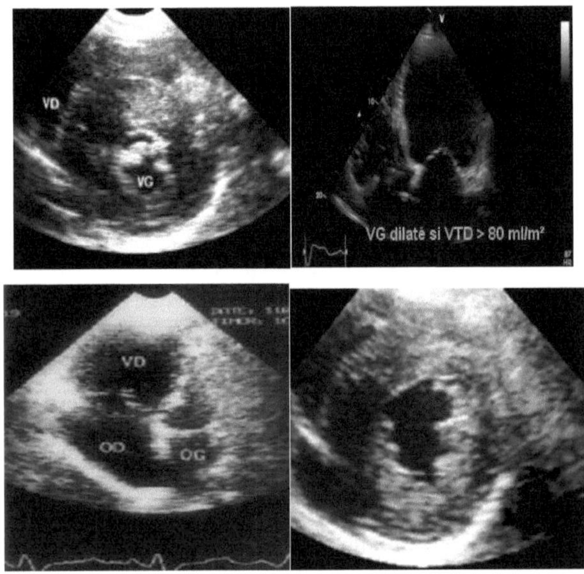

Figura 17: Avaliação do volume de sangue com base nos volumes das cavidades

4.4 UMA AVALIAÇÃO DAS PRESSÕES DE ENCHIMENTO VENTRICULAR

A avaliação das duas pressões de enchimento ventricular (direita e esquerda) é utilizada para orientar a ingestão de líquidos, sendo que pressões de enchimento direita e/ou esquerda elevadas são contra-indicações para qualquer expansão de volume. A avaliação das pressões de enchimento esquerdas pelo ecocardiograma envolve o uso dos parâmetros clássicos: relação E/Ea, tamanho do átrio esquerdo e taxa de vazamento tricúspide (ver capítulo sobre avaliação das pressões de enchimento do VE)[12]. As pressões de enchimento direitas são avaliadas através da avaliação da complacência da veia cava, medindo as variações do seu diâmetro entre os tempos inspiratório e expiratório.

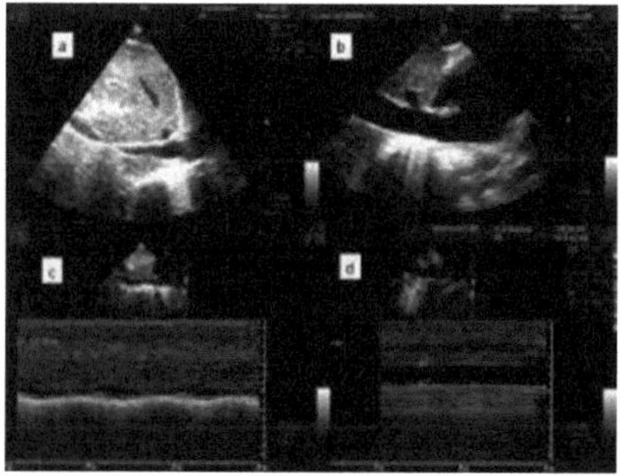

Figura 18: Estudo da complacência da veia cava inferior

4.5 AVALIAÇÃO DINÂMICA DAS VARIAÇÕES DO DIÂMETRO DO VCI

A chave para interpretar as variações dinâmicas do diâmetro da veia cava inferior é o contexto clínico[16]. Uma veia cava plana não é sinónimo de hipovolémia. Uma veia cava plana é indicativa de baixas pressões de enchimento nas cavidades direitas, que são geralmente fisiológicas num indivíduo não chocado. Uma veia cava plana só pode ser utilizada para iniciar a expansão de volume em doentes com insuficiência circulatória ou em doentes com IRA, de modo a restabelecer a diurese. O diâmetro da VCI durante a inspiração ou a expiração não é importante. O que é importante é a variação desse diâmetro em relação ao valor médio, expressando o que se chama de complacência da VCI. O estudo da complacência venosa é um parâmetro dinâmico que avalia uma pressão estática, a PVC. A complacência celular, por si só, não é capaz de predizer a resposta aos estados de enchimento e de dependência da pré-carga. Os melhores parâmetros para avaliar o volume sanguíneo são os parâmetros dinâmicos, que avaliam a variação do débito cardíaco entre os tempos inspiratório e expiratório. O débito cardíaco pode ser avaliado através de vários índices não invasivos, sendo o mais utilizado o VTI sub-aórtico.

4.6 PRINCÍPIO DOS ÍNDICES DINÂMICOS

A avaliação do volume sanguíneo através de índices dinâmicos baseia-se na interpretação das variações cíclicas do débito cardíaco entre os tempos inspiratório e expiratório [17]

A interação coração-pulmão e as variações cíclicas das condições de carga do miocárdio (pré-carga e pós-carga) conduzem a variações cíclicas do débito cardíaco. Os doentes são classificados como hipovolémicos se as variações do débito cardíaco excederem uma determinada percentagem da média, dependendo do método utilizado para calcular o débito cardíaco.

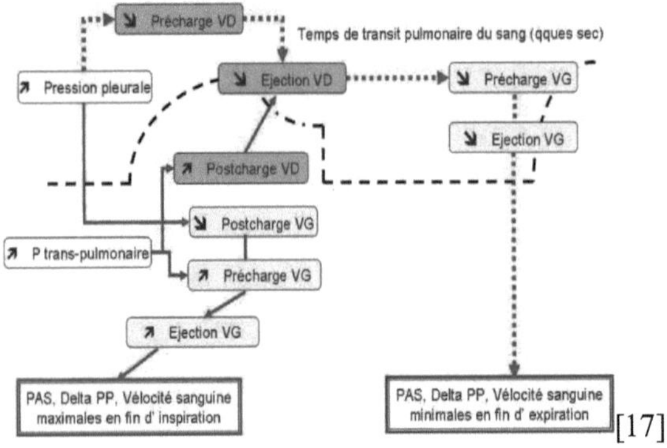

Figura 19: Pacientes ventilados com interação coração-pulmão

4.7 VARIAÇÕES ITV SOB A AORTA

O integral tempo-velocidade, conhecido como VTI sub-aórtico, é uma expressão indireta do débito cardíaco. Fornece informações indirectas sobre a qualidade da função sistólica ventricular, medindo a distância de ejeção de um glóbulo vermelho, que é em média de 20 cm. Débito cardíaco= ITV X frequência cardíaca X área de superfície aórtica Fisiologicamente, existe uma variação no curso do ventrículo esquerdo causada por variações nas condições de carga ventricular (pré-carga e pós-carga) entre inspiração e expiração. É necessário aceitar variações do débito cardíaco que não ultrapassem um determinado limiar.

A acentuação das variações do débito cardíaco entre os dois tempos respiratórios é um argumento a favor da hipovolémia. Vários métodos são utilizados para avaliar a variação do débito cardíaco. A variação do VTI subaórtico entre a inspiração e a expiração é um método clássico utilizado para avaliar o volume sanguíneo [18]

Com exceção da elevação passiva das pernas, todas as técnicas utilizadas só foram validadas em doentes ventilados e bem adaptados ao ventilador.

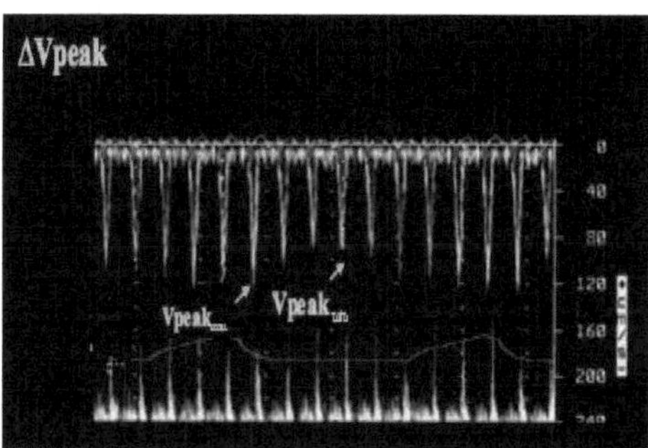

Figura 20: Variações do VTI subaórtico (Doppler esofágico)

A variação do ITV subaórtico pode ser utilizada em diversas situações:

- O teste de enchimento
- O LJP (manobra de elevação passiva das pernas)

IMPORTANTE+++

O critério para o enchimento contínuo deve ser sempre o débito cardíaco e não a pressão arterial.

A interrupção da expansão volémica pode basear-se apenas nas alterações do débito cardíaco ou em critérios clínicos (melhoria dos sinais circulatórios insuficiência).

Os doentes com pressões de enchimento elevadas à esquerda ou à direita não devem ser enchidos.

4.8 AVALIAÇÃO PRÁTICA DO FLUTTER POR ECOCARDIOGRAFIA

A utilização da ecocardiografia permite uma avaliação estática do volume sanguíneo, volumes e áreas de superfície, e pressões de enchimento que podem ser deduzidas a partir do perfil mitral e através de um estudo da complacência ventricular com Doppler tecidular. Através do acoplamento das funções sistólica e diastólica, o doente pode ser posicionado na curva de Frank Starling. A utilização de testes de complacência e enchimento celular é proposta em situações de zona cinzenta [19].

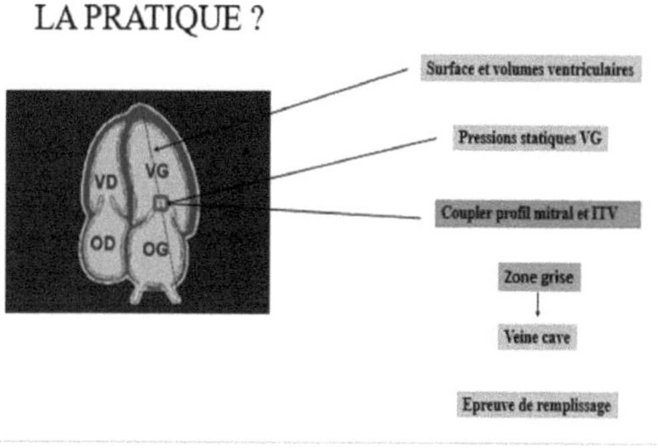

Figura 21: Utilização da ecocardiografia para avaliar o volume sanguíneo

A combinação de uma avaliação da função diastólica (relação E/A) com a da função sistólica (VTI subaórtico) permite, sobretudo, posicionar o estado de volume do doente na curva de Frank Starling.

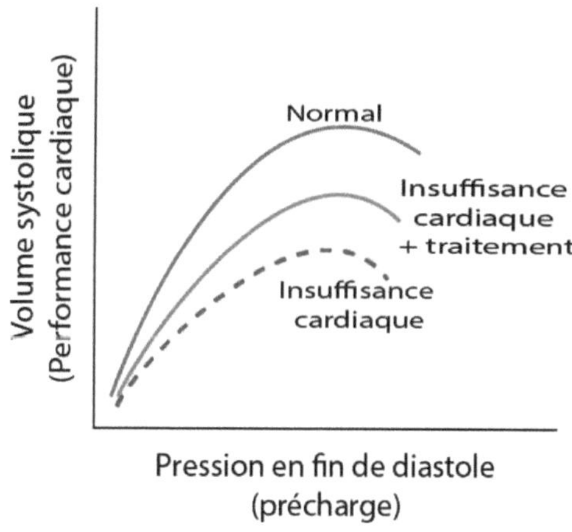

Figura 22: Curva de Frank Starling

A má reserva de pré-carga é uma caraterística clássica dos doentes com disfunção ventricular sistólica, existindo três situações possíveis: a primeira combina baixas pressões de enchimento com um débito cardíaco colapsado (o doente é claramente dependente da pré-carga); a segunda situação é diferente consoante a reserva de pré-carga: num coração saudável, a parte dependente da pré-carga está sempre presente, com um VTI entre 10 e 15, e a expansão de volume pode aumentar o débito cardíaco. Em um paciente com uma reserva de pré-carga pobre, o paciente está na fase de platô, e o risco de sobrecarga é alto. A última situação envolve pressões de enchimento esquerdas elevadas com um VTI superior a 20 cm (o enchimento corre o risco de inundar o pulmão e toda a expansão de volume deve ser interrompida). Muitas vezes, quando nos encontramos numa zona cinzenta e os vários índices são inconclusivos, somos obrigados a utilizar o teste de enchimento para rotular os indivíduos dependentes da pré-carga (indivíduos que são capazes de aumentar o seu débito cardíaco com a expansão de volume).São propostos dois métodos:

Teste de mini-enchimento: 1,4 ml/kg durante um minuto e ver alteração no ITV Ou

Teste de enchimento graduado: 4ml/kg de fluidos, com monitorização contínua da variação do ITV sub aórtico

O esquema proposto para orientar a expansão de volume num doente hemodinamicamente instável é o seguinte:[19]

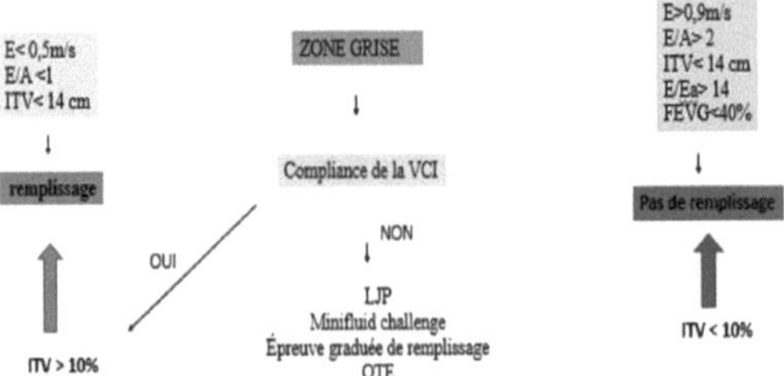

Figura 23: Esquema para orientar a expansão volémica num doente com instabilidade hemodinâmica

As pressões de enchimento esquerdas elevadas associadas a uma disfunção sistólica do VE são uma contraindicação para o enchimento. Quando se encontra numa zona cinzenta, pode recorrer-se a um estudo de complacência da cave: Uma VCI complacente permite a expansão volumétrica sob controlo de uma variação paralela da VTI. Uma VCI não complacente requer a utilização de um teste de enchimento, uma manobra de LJP ou um OTE para procurar um estado de pré-carga dependente.

5. AVALIAÇÃO DA FUNÇÃO VENTRICULAR DIREITA

O objetivo é detalhar os diferentes métodos de avaliação da função ventricular direita, diagnosticar as diferentes etiologias desta disfunção e o tratamento adequado[21]. O ventrículo direito é muito sensível a variações de pós-carga comparativamente ao ventrículo esquerdo, pelo que o fluxo do lado direito diminui rapidamente com um ligeiro aumento da tensão de ejeção do lado direito. Um defeito de ejeção direito é acompanhado por um aumento do volume diastólico final do VE. Este excesso de pré-carga direita resulta num enchimento às custas das cavidades esquerdas na diástole, prolongamento do tempo de sístole do VE e outro deslocamento à esquerda do septo interventricular no momento da sístole, conhecido como septo paradoxal. A consequência é um defeito de enchimento do lado esquerdo e uma queda secundária do débito cardíaco global, baixo fluxo do lado esquerdo, aumento da tensão de ejeção do lado direito, isquemia do VE, que agrava a disfunção ventricular e mantém um círculo de alteração das condições de carga e fluxo bi-ventriculares.

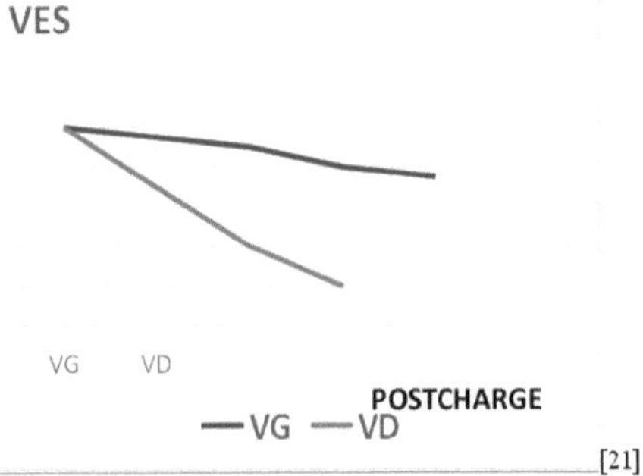

Figura 24: Variação do VSF em função do nível de tensão ventricular

Os volumes pulmonares influenciam as alterações na resistência vascular pulmonar. O ponto de equilíbrio é representado pela CRF, e qualquer aumento nos volumes pulmonares é acompanhado por um aumento nas RVP devido ao esmagamento do leito capilar intra-alveolar . Qualquer diminuição dos volumes pulmonares leva a um aumento da RVP devido ao esmagamento do leito capilar extra-alveolar[22].

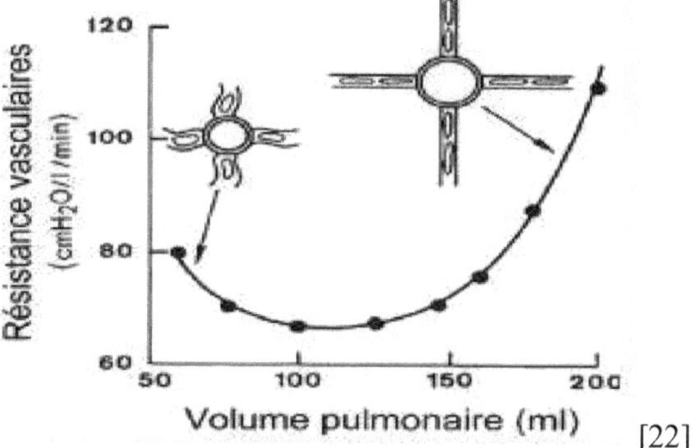

[22]

Figura 25: Alterações na resistência vascular pulmonar em função dos volumes pulmonares

5.1 ANÁLISE MORFOLÓGICA DAS CAVIDADES

A avaliação da função ventricular direita deve começar com uma análise morfológica global, avaliação da função sistólica e diastólica, medição das pressões pulmonares e terminar com uma investigação da natureza aguda ou crónica da lesão ventricular direita, se presente[23]. A avaliação da morfologia global requer uma abordagem baseada em diferentes janelas e secções de exploração das cavidades direitas. O corte apical de 4 cavidades mede a relação VD/VD. O corte paraesternal de eixo longo é utilizado para medir o diâmetro da VD e a espessura da parede livre da VD. O eixo curto é útil para avaliar o movimento e a compressão septal e para medir o diâmetro da artéria pulmonar.

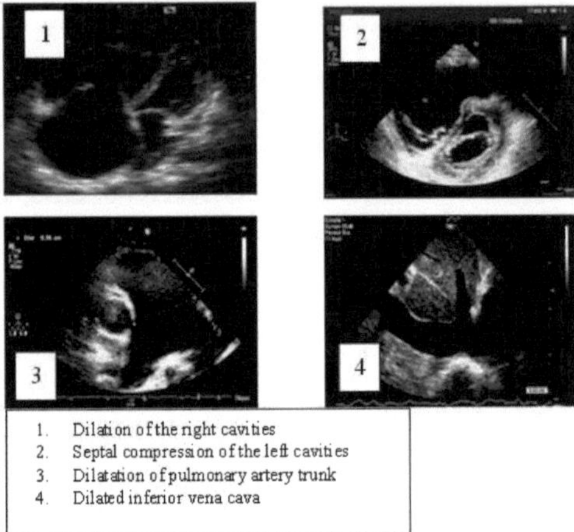

Figura 26: Análise morfológica das cavidades direitas por ecocardiografia

5.2 AVALIAÇÃO DA FUNÇÃO SISTÓLICA VD

Não existem muitos índices recomendados para avaliar a função do VE (o método do disco não é indicado devido à complexa arquitetura ventricular). direita[24]) a fração de encurtamento da superfície VD deve ser superior a 50%.

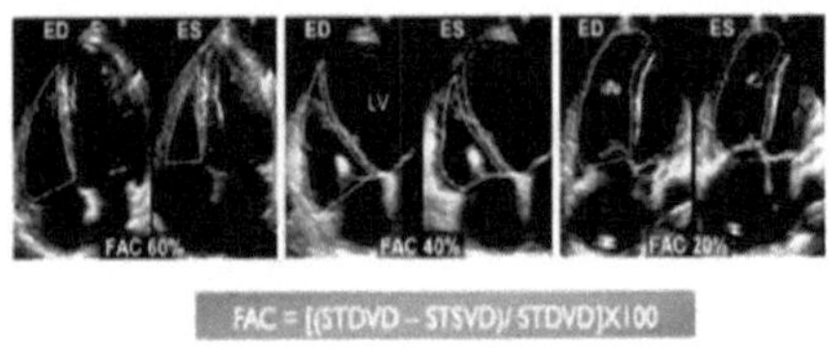

Figura 27: Fração de encurtamento da superfície VD

Vários outros índices podem ser utilizados para avaliar a função sistólica do VE: O grau de deslocamento do anel lateral da valva tricúspide, conhecido como TAPSE, é igual, em média, a 24 mm. A velocidade de deslocamento do anel medida em sístole pelo Doppler tecidual é patológica se for menor que 9,5 cm/s.

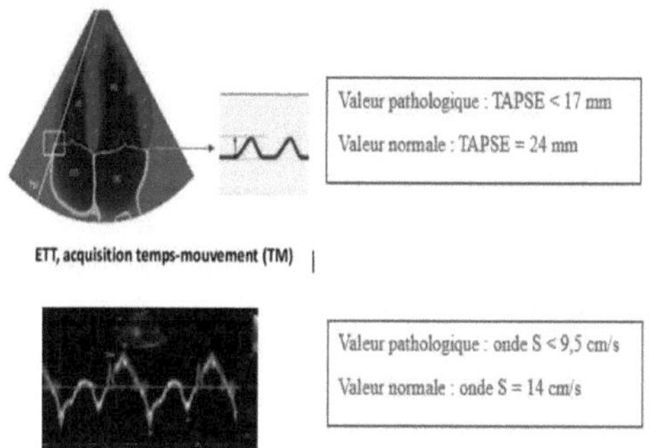

Figura 28: Avaliação da função sistólica do VE

Os diferentes índices utilizados para avaliar a função sistólica do ventrículo direito estão resumidos no Quadro 1 :

Tabela 1: Índices utilizados para avaliar a função sistólica da VD

Critérios de avaliação	Fórmulas	Valores normais	Valores patológicos
TAPSE		24 mm	< 17 mm
FEVD 3D		58%	< 45%
FRS	STD- STS/STD	50%	< 35%
Onda S tricúspide		14 cm /s	< 9,5 cm /s

TAPSE: excursão sistólica do anel tricúspide. FEVD: ejeção do VE (RM). FRS: fração de encurtamento em superfícies

5.3 AVALIAÇÃO DA FUNÇÃO DIASTÓLICA VD

A função diastólica do ventrículo direito pode ser explorada a partir do fluxo de enchimento tricúspide denominado perfil tricúspide, do tempo de desaceleração da onda Et tricúspide e pela avaliação da complacência do VE (relação Et/Ea t) (Tab. 2) [27]

Tabela 2: Índices de avaliação da função diastólica do VE

Índices	Valores médios	Valores patológicos
Tricúspide TDE	180 ms	< 120 ms
E/Ea tricúspide	1,4	> 2
Velocidade de movimento do anel lateral na diástole	14 cm /s	< 7,8 cm /s

O método mais simples utilizado nos cuidados intensivos para avaliar as pressões corretas é o estudo da complacência venosa inferior, que é um reflexo indireto da pressão venosa central, que é um mau marcador do estado de pré-carga dependente. A PVC continua a ser um marcador fiável de lesões de órgãos periféricos, nomeadamente renais.

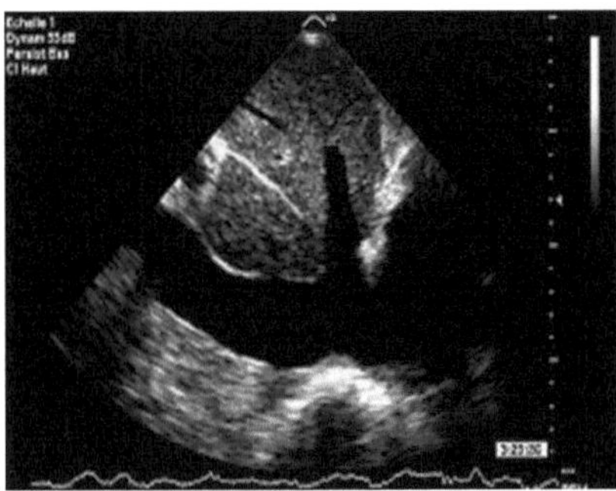

Figura 29: VCI dilatada com pressões de enchimento rectas elevadas

O aspeto mais importante do estudo da complacência da veia cava inferior é a variação do diâmetro entre os tempos inspiratório e expiratório. A medição do diâmetro máximo por si só não reflecte a compliance. +++

5.4 AVALIAÇÃO DAS PRESSÕES PULMONARES

As pressões pré-capilares pulmonares são avaliadas usando o princípio físico de BERNOULLI [29]. O gradiente de pressão entre duas câmaras depende da velocidade de vazamento entre as duas cavidades.A pressão arterial sistólica (PAS) é calculada a partir da velocidade de vazamento do IT. A pressão diastólica da artéria pulmonar (PAD) e a pressão média da artéria pulmonar (PAM) são calculadas a partir da velocidade de vazamento do IP, usando a mesma fórmula. A resistência vascular pulmonar pode ser medida usando a fórmula ABBAS, que é a razão entre a pressão deduzida da velocidade do IT e o fluxo do lado direito deduzido do ITV pulmonar.

Velocidade IT/ITV pulmonar

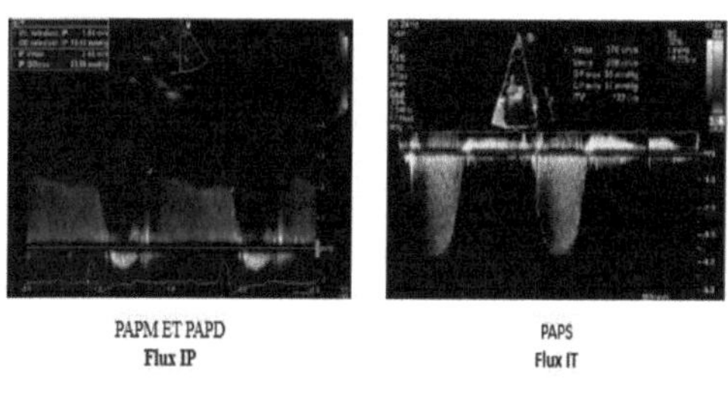

Formule de BERNOULLI : DELTA P = 4 X Vitesse de fuite IT2

Figura 30: Medição das pressões pulmonares

5.5 CRITÉRIOS DE DIAGNÓSTICO CPC/CPA ?

O diagnóstico de envolvimento crónico ou agudo do lado direito pode ser deduzido do contexto clínico. Pressões pulmonares elevadas acima de 60 mmhg são indicativas de lesão crónica do lado direito, uma vez que um ventrículo direito previamente saudável não pode suportar uma pós-carga ventricular tão elevada. Finalmente, a dilatação do tronco da artéria pulmonar é outro argumento que aponta para a natureza crónica da doença do lado direito. A Tabela 3 resume os principais parâmetros utilizados para o diagnóstico entre CPC e CPA [23].

Tabela 3: Critérios clínico-radiológicos para encaminhamento para CPC/CPA

	Doença cardíaca pulmonar aguda	Doença cardíaca pulmonar crónica
Causas	Embolia pulmonar	Insuficiência respiratória crónica, esclerodermia, anorexígenos...
Sinais diretos	Relação VD/VG> 0,6 Tronco AP não dilatado PAPS< 60 mmhg	Relação VD/VG > 1 Dilatação do tronco comum AP PAPS> 60 mmhg

As etiologias da disfunção ventricular direita em cuidados intensivos são principalmente dominadas pela obstrução aguda por êmbolos cruzados (embolia pulmonar), cuja incidência pode atingir os 50% (5% destes êmbolos evoluem para choque cardiogénico, com uma mortalidade que pode atingir os 50%). A SDRA é outra etiologia da APC; é uma definição ecocardiográfica que combina dilatação direita, hipertensão pulmonar, septo paradoxal e, finalmente, uma repercussão esquerda expressa por um distúrbio do relaxamento do VE. Esta lesão do VD durante a SDRA está intimamente ligada a um aumento das RVP provocado pela hipoxemia, pela ventilação mecânica e, sobretudo, pela perda de volume pulmonar. Por fim, existem outras etiologias de envolvimento do lado direito, sobretudo os enfartes do coração direito que complicam as SCA posteriores, e as disfunções após cirurgias cardíacas e torácicas. O tratamento terapêutico das lesões do lado direito é a trombólise etiológica ou a embolectomia para as obstruções cruzadas, a revascularização para as obstruções do lado direito. coronárias, a ventilação protetora com o objetivo principal de manter um nível baixo de pressão de planalto e de pressão motora, a fim de reduzir a pós-carga da VD. A prevenção dos factores de agravamento (hipoxemia, hipercapnia e acidose) e a utilização de NO são igualmente recomendadas para reduzir este constrangimento da ejeção direita. A gestão do volume sanguíneo é muito difícil no enfarte do miocárdio direito, e as condições de carga ventricular implicam, antes de mais, a redução da pós-carga através dos métodos já referidos. O ventrículo direito não deve estar demasiado cheio nem demasiado vazio.

A sobrecarga de volume do VD ou a congestão do VD avaliada por ecocardiografia requer frequentemente a depleção de diuréticos.

O principal objetivo da decisão de encher uma VD disfuncional é aumentar o débito cardíaco, melhorando o enchimento das cavidades esquerdas.

Os métodos dinâmicos utilizados para avaliar o estado de dependência da pré-carga não são válidos nos casos de disfunção do ventrículo direito. Este enchimento é indicado sobretudo nos casos em que a pós-carga não é demasiado elevada.

A introdução de um agente inotrópico positivo baseia-se principalmente na existência de disfunção sistólica documentada ecocardiograficamente.

A dobutamina melhora a contratilidade à custa de taquicardia, que aumenta as necessidades energéticas, e de hipotensão, que altera a pressão de perfusão coronária.

A noradrenalina é o melhor agente utilizado na assistência farmacológica ao ventrículo direito, melhorando a contratilidade e a pressão de perfusão coronária sem grande dispêndio energético e sem aumentar significativamente a resistência vascular pulmonar se a dose utilizada for inferior a 0,5 gamma/kg/min.

6. DERRAMES PERICÁRDICOS

A pericardite é definida como uma reação inflamatória do saco pericárdico. A presença de um derrame pericárdico líquido numa reação pericárdica inflamatória não é constante. A presença de um derrame líquido no saco pericárdico nem sempre é secundária a uma reação inflamatória e não significa pericardite. O elemento a temer num derrame pericárdico é a compressão das câmaras cardíacas produzindo um estado de pré-tamponamento ou tamponamento [30][31].

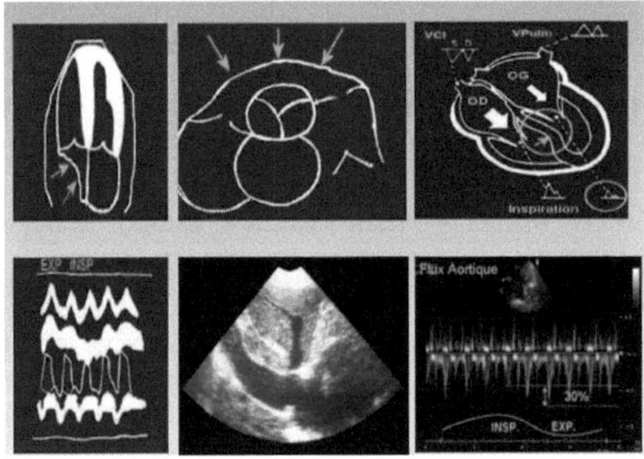

Figura 31: Derrame de líquido pericárdico, impacto nas condições de enchimento ventricular

A invaginação da parede livre da aurícula direita e a compressão da parede livre da VD em diástole são os primeiros sinais de má tolerância de um derrame pericárdico. A deslocação do septo interventricular e a compressão do VE em diástole (enchimento das cavidades direitas em detrimento das cavidades esquerdas) leva a uma falta de enchimento do VE e a uma diminuição secundária do débito cardíaco durante a inspiração, conhecida como pulso paradoxal de Kusmaul. impacto nas taxas de enchimento bi-ventricular é uma consequência lógica de uma alteração nas condições de carga do miocárdio (pré-carga e pós-carga). O débito cardíaco diminui durante a inspiração e torna-se normal na expiração. O doente pode defender-se através da sístole ventricular, que mantém o "x" oco reflectindo a depressão intra-atrial, permitindo a manutenção do retorno venoso às cavidades direitas. O tratamento é simples, sendo que a evacuação do derrame por simples punção melhora a situação clínica do doente e a elastância das paredes ventriculares, qualquer que seja a etiologia do derrame pericárdico.

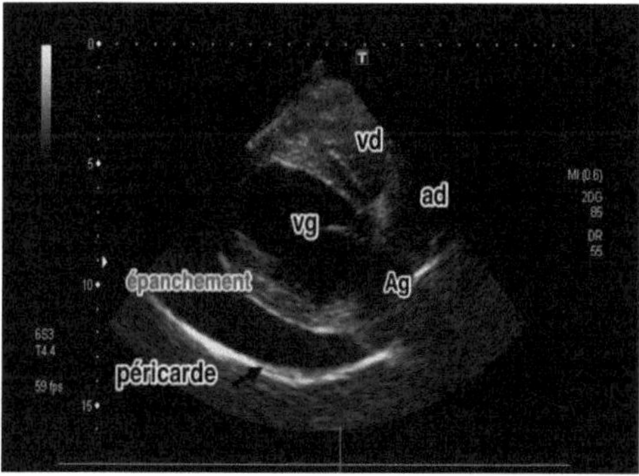

Figura 32: Derrame de líquido pericárdico

7. BIBLIOGRAFIA

1. Gardin JM et al. Recommendations for a standardized report for adult transthoracic echocardiography: a report from the American Society of Echocardiography's Nomenclature and Standards Committee and Task Force for a Standardized Echocardiography Report. J Am Soc Echocardiogr. 2002 Mar;15(3):275-90.

2. Schiller N et al. Recommendations for quantitation of the left ventricle by two-dimensional echocardiography (Recomendações para a quantificação do ventrículo esquerdo por ecocardiografia bidimensional). Comité de Normas da Sociedade Americana de Ecocardiografia, Subcomité de Quantificação de Ecocardiogramas Bidimensionais. J Am Soc Echocardiogr. 1989 Sep-Oct;2(5):358- 67.

3. Lafitte S et al. Maior fiabilidade na medição ecocardiográfica do volume do ventrículo esquerdo utilizando o modo de imagem de potência harmónica combinado com agente de contraste. Am J Cardiol. 2000 May 15;85(10):1234-8.

4. Uematsu M et al. Gradiente de velocidade miocárdica como um novo indicador da contração regional do ventrículo esquerdo: deteção por uma técnica de imagem bidimensional com Doppler tecidular. J Am Coll Cardiol. 1995 Jul;26(1):217-23.

5. Dumesnil JG et al [Espessamento do miocárdio: um parâmetro válido para avaliar a função regional do ventrículo esquerdo. Um estudo eletrocardiográfico]. Ann Cardiol Angeiol (Paris). 1975 Nov-Dez;24(6):491-8.

6. Brutsaert, J Am Coll Cardiol, 1993;22(1):318-25 - Vignon P et al. Echocardiographie- Doppler en réanimation. Elservier 2002.

7. Appleton CP et al. Demonstração da fisiologia ventricular restritiva pela ecocardiografia com Doppler. J Am Coll Cardiol. 1988 Apr;11(4):757-68. -

Pinamonti B et al. Persistência do padrão de enchimento ventricular esquerdo restritivo na cardiomiopatia dilatada: um sinal prognóstico ameaçador. J Am Coll Cardiol. 1997 Mar 1;29(3):604-12.
8. Sohn DW et al. Avaliação da velocidade do anel mitral por Doppler tecidual imaging na avaliação da função diastólica do ventrículo esquerdo. J Am Coll Cardiol. 1997 Aug;30(2):474- 80.
9. Flux de propagation TM couleur - Brun P et al. Left ventricular flow propagation during early filling is related to wall relaxation: a color M-mode Doppler analysis. J Am Coll Cardiol. 1992 Aug;20(2):420-32.
10. ROSSVOLL O et al. Velocidades do fluxo venoso pulmonar registadas por ultrassom Doppler transtorácico: relação com as pressões diastólicas do ventrículo esquerdo. J Am Coll Cardio 1993 ;21 :1687- 96.
11. S. Lafitte, M. Lafitte, R. Roudaut. Eco-cardio-doppler, função diastólica, índices combinados. Bordéus, 2011.
12. SF Nagueh. JASE 2016 ;29 :277-314.
13. Maurizio Cecconi , Christoph Hofer, Jean-Louis Teboul Fluid challenges in intensive care: the FENICE study: Um estudo global de coorte inicial PMID: 26162676PMCID: PMC4550653 DOI: 10.1007/s00134-015-3850-x
14. C. Roger,L. Zieleskiewicz, C. Demattei, et al. Evolução temporal do fluido na sépsis: o estudo FCREV (Fluid Challenge Revisiting). PMID: 31097012. DOI : 10.1186/s13054-019-2448-z
15. J.-L. Teboul. Recomendações dos peritos da SRLF: "Indicadores de enchimento vascular na insuficiência circulatória" doi: 10.1016/j.annfar.2005.04.003
16. Charbonneau H, Riu B, Faron, et al. Previsão da capacidade de resposta à pré-carga utilizando registos simultâneos dos diâmetros das veias cavas inferior e superior. Crit Care 18: 473. MID: 25189403 PMC4175634 DOI : 10.1186/s13054-014-0473-5

17. A. Caillard, A. Tantot, H. Nougué, Interações coração-pulmão SFAR 2014
18. Costachescu T, Denault A, Guimond JG, et al. The hemodynamically unstable patient in the intensive care unit: hemodynamic vs. transesophageal echocardiographic monitoring. Crit Care Med 2002;30:1214-23.
19. L. Muller. Podemos realmente avaliar o volume de sangue dos pacientes? Congresso SFAR 2022
20. Human physiology, Lauralee Sherwood, (ISBN 9782804149130)
21. Stephanazzi J, Guidon-Attali C, Escarment J (1997) Fonction ventriculaire droite : bases physiologiques et physiopathologiques. Ann Fr Anesth Reanim 16:165-86
22. Weber KT, Janicki JS, Shroff SG, et al (1983) The right ventricle: physiologic and pathophysiologic considerations (O ventrículo direito: considerações fisiológicas e fisiopatológicas). Crit Care Med 11:323-8
23. Ariel Cohen, Laurie Soulat-Dufour. Ecocardiografia na prática. Editora Lavoisier Medecine Sciences, 2017
24. Rudski LG, Lai WW, Afilalo J et al. Guidelines for the echocardiographic assessment of the right heart in adults: a report from the American Society of Echocardiography endorsed by the European Association of Echocardiography, a registered branch of the European Society of Cardiology, and the Canadian Society of Echocardiography. J Am Soc Echocardiogr, 2010;23:685-713; quiz 786-788.
25. Kukulski T, Hübbert L, Arnold M et al. Normal regional right ventricular function and its change with age: a Doppler myocardial imaging study. J Am Soc Echocardiogr, 2000;13:194-204.
26. Mor-Avi V, Lang RM, Badano LP et al. Técnicas ecocardiográficas actuais e em evolução para a avaliação quantitativa da mecânica cardíaca: ASE/EAE consensus statement on methodology and indications endorsed by the Japanese Society of Echocardiography. Eur J Echocardiogr, 2011;12:167-205.

27. Klein AL, Leung DY, Murray RD et al. Efeitos da idade e das variáveis fisiológicas na dinâmica de enchimento do ventrículo direito em indivíduos normais. Am J Cardiol, 1999; 84:440-448.
28. Kircher BJ, Himelman RB, Schiller NB. Estimativa não invasiva da pressão atrial direita a partir do colapso inspiratório da veia cava inferior. Am J Cardiol 1990;66:483-96.
29. Galie, N., Hoeper, M. M., Humbert, J. A., & Gomez-Sanchez, M. A. (2009). Guidelines for the diagnosis and treatment of pulmonary hypertension: the Task Force for the Diagnosis and Treatment of Pulmonary Hypertension of the European Society of Cardiology (ESC) and the European Respiratory Society (ERS), endorsed by the International Society of Heart and Lung Transplantation (ISHLT). European heart journal, 30(20), 2493-2537.
30. - Schiller NB, Botvinick EH. Compressão do ventrículo direito como sinal de tamponamento cardíaco. Circulation 1977 ;56 :774-9.
31. Merce J, Sagrista-Sauleda J, Permanyer-Miralda G et al. Correlação entre achados clínicos e ecodopplercardiográficos em pacientes com derrame pericárdico moderado e grande. Implicações para o diagnóstico de tamponamento cardíaco. Am Heart J 1999 ;138 :759-64.
32. - Horowitz MS, Schultz CS, Stinson EB et al. Sensibilidade e especificidade do diagnóstico ecocardiográfico de derrame pericárdico. Circulation 1974 ;50 :239-47

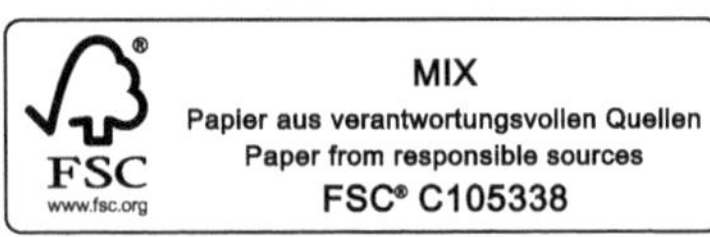

Printed by Books on Demand GmbH, Norderstedt / Germany